防治癫痫二十个须知

阎孝诚　编著

中医古籍出版社

图书在版编目（CIP）数据

防治癫痫二十个须知/阎孝诚编著．－北京：中医古籍出版社，2009

ISBN 978－7－80174－677－1

Ⅰ．防… Ⅱ．阎… Ⅲ．癫痫－防治 Ⅳ．R742.1

中国版本图书馆 CIP 数据核字（2008）第 190114 号

防治癫痫二十个须知

阎孝诚　编著

责任编辑　吴炳银

封面设计　天水工作室

出版发行　中医古籍出版社

社　　址　北京东直门内南小街 16 号（100700）

印　　刷　北京金信诺印刷有限公司

开　　本　850mm×1168mm　1/32

印　　张　3

字　　数　40 千字

版　　次　2009 年 1 月第 1 版　2009 年 1 月第 1 次印刷

印　　数　0001～6000 册

ISBN 978－7－80174－677－1

定　　价　8.00 元

作者简介

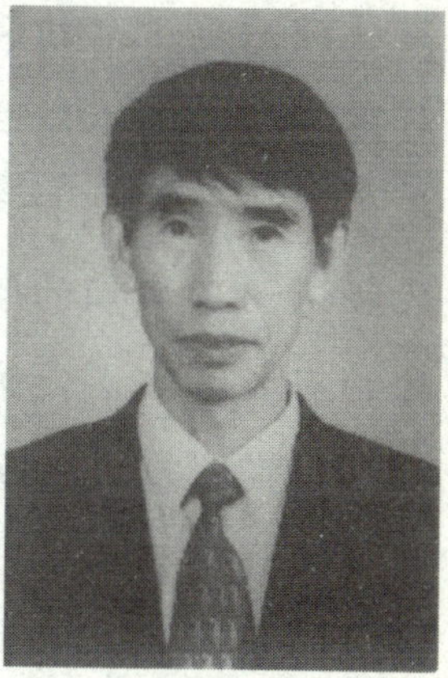

阎孝诚，主任医师。毕业于广州中医药大学，在中国中医科学院从事医疗、科学研究、教学和行政管理等工作四十余年。早年拜北京儿科名医赵心波为师。多年致力研究中医脑病学，尤其擅长治疗癫痫病，先后著有《赵心波神经系统疾病验案选》、《小儿癫痫证治》、《实用中医脑病学》等多部专著。其中，《实用中医脑病学》获国家中医药管理局科技进步三等奖。由于他的突出贡献，先后被授予北京市卫生系统服务标兵、首都“五·一”劳动模范和国家中医药管理局有突出贡献的专家，享受国务院颁发的政府特殊津贴。他曾先后担任中国中医科学院广安门医院院长、中国中医科学院基础理论研究所所长兼党委书记、中国中医科学院副院长。现任中国人体健康科技促进会副会长、中国老年保健医学研究会副会长。

前　言

癫痫是古老的又是世界性的难治疾病。尽管目前医学科学尚不能明确其真正的病因，但中医通过几千年的临床实践和西医通过近百年的科学研究，已经认识了癫痫的临床表现，掌握了不少治疗和预防的有效方法，使多数病人能够得到有效控制。

目前，最大的问题是人们，特别是病人、病人家属缺乏对癫痫病的正确认识和对待，一是“怕”，怕是终生疾病，无药可治；二是“乱”，有病乱投医、乱服药，不接受正规的诊断与治疗。

为了消除病人及其家属的“怕”和“乱”，让更多的人能够正确认识癫痫病，我编写了《防治癫痫二十个须知》这本小册子，目的是普及防治癫痫知识，使医患能够沟通，让大众齐心协力，为战胜顽疾——癫痫而共同努力！

阎孝诚

2008 年 11 月 13 日

目　录

一、癫痫是什么病

癫痫是神经系统疾病，它是古老的，又是世界性的，据中外有文字记载的历史资料可知，人类认识癫痫上下五千年了。

世界卫生组织给癫痫下的定义是：“一种全球性的疾患，是人类古老著名疾患之一，以反复发作倾向为特征。发作时有意识丧失，运动障碍，感觉、自主神经功能、情感以及精神功能障碍等。癫痫发作是大脑神经元突然过度放电的结果。”脑细胞的异常放电是自限性的，其功能障碍是暂时的，有关脑细胞电生理变化可以用脑电图记录下来。癫痫的发生尚难预测，也不容易激发。

据有关资料估算，全球有近六千万癫痫病人，其中中国有七百万，每年还要新增十万人。此病从新生儿到老年人都可发病，但大多数发生在少年儿童，三岁以内者最多，一岁内发病较难治愈。

癫痫病死亡率很低，不到千分之一，但致残率高，最常见为智力减退导致智力障碍。

二、癫痫是怎样产生的

癫痫这个古老而又现代疾病，至今具体病因不明，只知道它的发作是大脑皮质神经元群阵发性过度放电，这个神经元放电有一个“阈值”，有高有低，受遗传基因的控制。癫痫病患者具有放电“阈值”低、敏感度高的特点，因而容易受各种外因影响而发作。

引起癫痫发作主要病因有：

1. 遗传因素：主要是父母的遗传，隔代遗传少见。

2. 中枢神经系统感染：包括流行性脑脊髓膜炎、细菌性脑膜炎、流行性乙型脑炎、结核性脑膜炎、新型隐球菌脑膜炎，及脑囊虫和肺吸虫脑病等。

3. 脑病：包括重型肺炎、败血症、中毒性菌痢、恶性疟疾、重症百咳等所致的中毒性。

4. 缺氧：包括围生儿缺氧、缺血性脑病、溺水、一氧化碳中毒和各种窒息原因所致。

5. 中毒：包括化学性毒物、药物、有毒动、植物等。

6. 惊吓：突如其来的精神刺激，包括声、光、电、异形动物的突然出现和严重暴力打击等。

7. 颅脑外伤：包括围生儿颅内出血、脑挫裂伤、硬膜下血肿、蛛网膜下腔出血、脑室内出血、以及脑干损伤等。

8. 中枢神经畸形：包括苯穿通畸形、积水性无脑、前脑无裂、小头畸形、大脑发育不全、巨脑畸形、胼胝体发育不全、先天性脑囊肿、脑水以及血管畸形。

9. 热性惊厥：因高热至抽搐，反复发作，产生癫痫。

10. 因病致痫：包括苯酮尿症、高氨血症、半乳糖血症、糖尿病、低血糖症、肝肾功能衰竭、高低钠血症、低钙血症、维生素 B_6 缺乏症、维生素 B_6 依赖症、多发性硬化、亚急性硬化性全脑炎等，脑肿瘤和多种神经系统遗传病也都可能引发癫痫。

总之，引起癫痫的原因很复杂，但最终一定是大脑神经元群突然过度放电的结果。它好似地震，能量积蓄到一定大的时候就爆发，目前还无法准确预测。

三、癫痫的类型和临床表现

癫痫的临床表现形式多种多样，发作的类型十分复杂，为了简明说明问题，我们将其归纳为“三类”、“十型”。

“三类”即能找到明确发病原因的，称继发性癫痫；找不到发病原因的称原发性癫痫；还有一类介于两者之间，但可以推测由某些因素所致，称为隐原性癫痫。

“十型”是：

1. 大发作型：发作时意识突然丧失，全身肌肉强直收缩，眼睁大，眼球上翻，呼吸暂停，口唇青紫，瞳孔散大，对光反射消失，持续数秒或数十秒，之后，肢体有节律的抽动，一般发作持续1~5分钟，重者可以出现尿失禁。有短时意识不清或嗜睡，半小时左右转入清醒状态。发作后常感到疲倦、头痛、肌肉疼痛或呕吐。

2. 失神小发作型：突然发生的短暂意识丧失，无先兆，发作只有几秒钟。发作时语言中断，活动停止，固定于某一体位，两眼凝视，一般不会跌倒。

3. 肌阵挛发作型：表现为某个肌肉或肌群突然、快速有力的收缩，引起一侧或双侧肢体抽动，抽动时手中物品落地或摔出。躯干肌肉收缩时则表现为突然用力地点头、弯腰或后仰。站立发作则常表现为猛烈地摔倒在地，容易造成头部、前额、下额、嘴唇、牙齿受伤。

4. 强直发作型：表现为某些肌肉突然强直收缩，如躯干前屈、伸颈、头前倾、两肩上抬、两臂旋转向前、肘屈或伸直，固定于某一姿势，数秒或十几秒停止，有短时意识丧失。

5. 失张力发作型：表现为一过性的肌张力丧失，因而不能维持姿势，伴意识丧失，几秒钟就恢复。站立发作容易跌倒，但很快就能站起来，重者会连续发作。

6. 阵挛性发作型：发作时肢体呈有节律屈曲及伸展，但速度有快慢，幅度有大小。

7. 限局性运动性发作型：表现为身体某一部分呈节律性抽动。如一侧上肢或一侧面肌抽动；也可先从某一局部开始，逐渐扩展到其他部位。发作时意识存在。

8. 限局性感觉性发作型：发作时躯体感觉或特殊感觉（如听、视、嗅、味）异常，肢体不抽搐，意识存在。

9. 复杂部分性发作：发作时有精神运动、感觉及植物神经功能紊乱等方面的症状。可伴有一系列无目的、不恰当而离奇的重复刻板运动。发作时意识障碍，不能理解当时的环境，不能完成简单的命令或正常的动作，重者意识丧失。

10. 小儿特有的一些发作类型：表现有强直痉挛发作，有时成串或部分发作，伴严重智力障碍；也有形式多样的发作，如肌阵挛、强直、失张力及不典型失神。这些婴幼儿癫痫，很难治愈，预后不良。但有一种好发学龄前至学龄期小儿癫痫，多在睡眠时发病，发作开始为面部或一侧肢体抽搐，很快扩展为全身性抽动，只要正确治疗，预后良好。另外尚还面部或肢体的限局性阵挛发作，持续不断，但无意识障碍；学龄期后儿童，突然发生失语，同时伴有惊厥及行为障碍，也是小儿特有的一种癫痫类型。

四、怎样诊断癫痫

癫痫的发病特点是：突然起病，不经处置，除持续状态外，能自行停止，往往有不定时发作的倾向。这些症状表现就可以诊断为癫痫。

脑电图是诊断癫痫、区别发作类型重要方法。全身性发作时，在2～3小时后作脑电图可见棘波、尖波、棘慢波、尖慢波、多棘慢波等癫痫样波；部分性发作时，脑电图表现为限局性异常。脑电脑正常不能否定癫痫，因为其阳性率只有50%～60%，如果检测阳性率较高，可以做24小时脑电图监测或记录睡眠脑电图。

对局灶性、偏侧性，伴有神经受损阳性体征者，或伴有脑性瘫痪、智力障碍者，应常规做脑电子计算机断层扫描术，以明确致痫灶和疾病原因，并协助判断预后。若要对脑细微结构的检查，可以做核磁共振；若用于外科手术确诊、定位、探测表现脑功能异常的癫痫灶，可以做单光子发射计算机断层扫描等检查。

其他检查：智力测定、认知功能测定等，

帮助判定癫痫病的轻重和预后。

关于癫痫持续状态的主要根据：临床发作持续30分钟以上，或连续多次发作，发作间期意认不恢复，有全身性或部分性肌肉抽搐或强直收缩，也有失神或精神运动失常发作的，脑电图有异常波形（详见癫痫持续状态如何诊治）。

五、中医怎样认识癫痫

中医对癫痫早有认识，两千多年前的医书——《素问·长刺节论篇》中就记载了癫痫的症状特点：“病初发，岁一发不治，月一发不治，月四五发，名曰癫病”。几千年的积累，中医根据其独特的理论和丰富的临床经验，对癫痫的病因、病机、证候特点、处方用药、预防、预后均有明确的认识。

中医将癫痫的发病原因分成两类——先天原因和后天原因。

（一）先天原因

古人从孕妇失于调养和胎儿发育不全两个方面说明了小儿癫痫发病的先天原因。

1. 孕妇失于调养：《素问·奇病论》中强调精神因素的影响，指出：“此得之在母腹中时，其母有所大惊，气上而不下，精气并居，故令子发为癫疾也”。《诸病源候论·小儿杂病诸候》则重视活动量的作用，指出：“其母怀娠，时时劳役，运动骨血则气强，胎养盛故也。

若侍御多，血气微，胎养弱，则儿软脆易伤，故多病痫。”《活幼心书·痫证》又进一步指出：“胎痫者，因未产前，腹中被惊，或母食酸咸过多，或为七情所汩，致伤胎气。”《内经》、《诸病源候论》和《活幼心书》所论，说明了孕期保健非常重要。我曾经对130例癫痫的病因进行过分析，其中妊娠期间受精神刺激或体弱多病或营养不良者占18.5%。所以，孕妇失于调养与癫痫发病率的关系是一个值得深入探讨的课题。

2. 胎儿发育不全：唐·孙思邈认为：“新生即痫者，是其五脏不收敛、血气不聚、五脉不流、骨怯不成也，多不全育。”一千三百年前中国医学就记载了癫痫的发生与胎儿发育不全的关系，这非常了不起。我所统计的130例病儿，脑发育不全而致癫痫者占3.8%。

由于历史条件的限制，中医过去还未能明确说明遗传与癫痫的关系。现代医学对此有较为深刻的研究。笔者所作的统计中，家族中有癫痫病史者占6.7%。

（二）后天原因

可以分为外源性与内源性两类。外源性包括产伤、颅脑外伤、惊吓、热毒内蕴、脑内虫证、食积、痰热、瘀滞等。内源性主要是脾虚久泻所致慢脾风，逐渐转化成病。

1. 外源性

①产伤：生产过程中使新生儿颅脑受伤，重者可以立即出现抽搐；轻者可以迟发，数月乃至数年才成痫。产伤所产生的癫痫主要是瘀血所致，淤久不化，脉络壅塞，变生毒热，从而使病情加重。

②颅脑损伤：多由于护理不慎，摔伤了小儿的颅脑，其中撕裂脑膜的颅脑损伤癫痫发作重、发病率也高。多因瘀血、毒热所致。

③惊吓：小儿突受惊恐而伤肝，肝伤气逆，风动而成痫。

④毒热内蕴：此多由于外感时疫瘟毒后，毒热内蕴，上冲凌心犯脑。多见于风温、春温、暑温、疫毒痢等病证致昏迷、抽搐或厥脱的患儿。

⑤脑内虫证：包括脑囊虫病、脑血吸虫病、脑型疟病、脑肺吸虫病、脑包囊虫病等。无论

何种虫症导致痫证抽搐，中医都认为风动。因虫而致风动，既要治虫，又要治风。

⑥食积：由于暴饮暴食，食滞中焦，脾胃升降失职而致逆气上巅犯脑，产生昏仆、抽搐，遂成痫。

⑦痰热：或外感六淫，或因内伤饮食，外邪失于清解，内积失于消导，则脾胃蕴热，久之化湿生痰，痰热相搏，迷闭心窍而成痫。

⑧瘀血：或跌仆外伤，或情志不舒，而致气滞血瘀，瘀血冲心犯脑则成痫。

2. 内源性

由于机体内脏功能失调而致癫痫病发生，称之为内源性。有因脾虚久泻，津伤风动；亦有因肾阴亏损、水不涵木而致抽搐成痫者。

癫痫病情十分复杂，所以它的病理机转也就复杂。一般按癫痫的发作、休止与恢复三个时期分析其病机。

（一）发作期病机

孙思邈说："少小所以有痫病及痉病者，皆由脏气不平故也。"《普济方·婴儿一切痫门》中记载："其脏坚固不受邪。若风热蕴积乘于心，则心恍惚不安，精神离散，营卫气乱，阴阳相病，故发为癫痫也。”清·陈梦雷在《医部全录·小儿惊痫门》中说得更明确：“癫疾者，逆气之所生也，故因气上逆而发为癫疾。”总起来说，癫痫发作期的病机主要是“脏气不平”、“营卫气乱”、“逆气之所生也”，是“气”功能的紊乱。按中医理论，人体内诸气各有其正常的运行规律，如元气行三焦通道分布全身、主宰人体的生命；经气行经络之内；卫气行于脉之外；营气行于脉之中；胃气、肺气下行；脾气上升；肝气舒发；肾气潜藏等。若这些气反其道而行之，就可能导致逆气上巅犯脑，迷闭心窍，引动肝风。脑位在巅，突然为逆气所犯，则必生眩晕或跌仆。心主神明，受迷闭而神昏目瞑；肝主风，被引动则生震颤、抽搐。气易聚也易散，散则诸症缓解。假若逆气不散，则可导致癫痫持续状态。

另外，由于脾虚，清气不升而形成的浊气不降，或肾阴阳不调，肾气不能潜藏而上逆，或肾水不足而致肝气上逆也是产生癫痫不可忽视的机理。

应该看到“气”功能的紊乱是机体脏腑、经络、气血功能失调的结果，如果不能迅速针对原因，采取措施调节脏腑、经络、气血的功能，则逆气必反复产生，造成心脑受蒙而智力低下，肝风内动不止而抽搐频发。久之，心、肝两脏的病变必然累及脾、肾。因心属火，为脾土之母，母病及子，脾土虚弱，临床可见肢倦懒言、多涎；肝属木，为肾水之子，子病及母，肾虚临床可见骨弱、步履不稳、面灰色暗。

（二）休止期病机

所谓癫痫休止期指癫痫停止发作阶段，因病情轻重而异。轻者休止期数月甚至逾年，重者休止期数日甚至按时或分计算。休止期仅仅是逆气暂时消散，但由于病因未除，脏腑、经络、气血的功能未恢复，逆气可以随时产生。所以此时期的关键是痰、热、积、瘀、虫、惊等病因仍然作用于机体。当机体还能自我调节，脏腑、经络、气血处于相对平衡，逆气则不产生。若机体失去自我调节，气血失调，脏腑、经络功能失常，逆气可以骤然而生，导致癫痫再度发作。

（三）恢复期病机

癫痫恢复期也称缓解期。此期指癫痫停止发作 3 年以上，这个时期将会出现三种情况：一种情况是致病因素已除，脏腑、经络、气血功能正常，逆气不再产生，癫痫痊愈。一种情况是致病因素已除，脏腑、经络、气血功能尚处于恢复之中，此时期若无特殊原因，一般也不会再犯病。若突然受惊恐或其他精神刺激，感染时疫瘟毒，颅脑受伤，饮食不节，过劳或月经初潮等等，又可能破坏脏腑、经络、气血的平衡，产生逆气，使癫痫复发。第三种情况是病因虽除，脏腑、经络、气血功能受到严重影响，已经不可能恢复，其中主要是心神受蒙、脾肾两亏。

中医对癫痫的诊断也有独到之处

（一）诊断根据

中医在两千多年前就能对癫痫作出诊断，主要是根据癫痫的临床特征。第一是反复性。《素问·长刺节论篇》最早作了记载：“病初发，岁一发不治，月一发不治，月四五发，名曰癫病。”

第二是自解性。巢元方首先指出："病发时，身软，时醒者谓之痫"（《诸病源候论·卷四十五·风痫候》）。吴鞠通在《温病条辨·解儿难·痉病瘛病总论》中对反复性、自解性作了综合说明，他说："时作时止，止后或数日，或数月复发，发亦不待治而自止者，痫也。"

第三是证候特点。最主要的是突然发作，主要表现有：神昏，抽搐，吐痰沫，瞪眼直视，面目相引等。《活幼心书·卷上·痫症》概括为："嚼沫牙关目上翻。"《医宗金鉴·卷五十一·痫症门》概括为："发时昏倒搐涎声。"

（二）四疹要点

中医诊察疾病的主要方法是望、闻、问、切四诊，它们是辨证论治的基础。通过四诊了解病因、分析病情、判断预后、指导治疗。小儿癫痫四诊的要点如下：

1. 望诊

①望神情：主要注意眼神，若清彻灵活，炯炯发光，此心神无伤；若浑浊发呆，则心神受蒙。

②望面色：红润有泽则气血调和；两颧发

赤为胃有积热；面色萎黄是脾胃虚弱；面灰带黑乃肝肾亏损，病重难治。

③望唇、舌：唇红，脾胃多积热；唇、舌生疮，心胃火盛；舌质红绛多热，舌苔质淡嫩多脾虚，舌质尖边赤为心肝有热，舌质暗红为血瘀。舌苔黄为里热，舌苔黄腻乃痰热内蓄，白厚多积滞，剥脱苔常为积滞夹虫之候。口流清涎不断为脾虚湿盛。

④望形态：多动不能静止乃心肝火盛；懒动、走路不稳为脾肾两亏。

⑤望发作状态：见到患儿犯病，在积极处置的同时，要注意观察抽搐的形式，是全身抽搐，还是半身抽搐，是点头痉挛，还是口眼相引。有无失神，有无跌倒，有无转圈，有无奔跑，有无吐痰沫，有无尿失禁。发作时间多久，发作后又有什么表现。“百闻不如一见”，亲眼见到有助于正确诊断和辨证。

2. 闻诊

①听语言：多言好语是心肝有热；沉默寡言是心脾两虚。声音宏亮肺胃气实；声音低沉、无力，是脾肺气虚。

②听痰鸣吼叫：见到患儿犯病时，要听有无痰鸣吼叫；如果有要注意声响高低，时间长短。一般声响高、时间长多为痰热；声响微、时间短多兼气虚。

3. 问诊

①问病史：首先要问清楚第一次发病的年龄、季节，是白天还是夜晚。犯病前得过什么病，有否颅脑外伤、高热惊风、瘟疫发痉。特别要注意询问胎儿时母亲的精神、饮食、劳逸、疾病情况，以便尽可能地找到病因。紧接着要询问发作的全过程。总病程多长？每次犯病间隔多长时间？有否诱因？重点要了解发作时的状态。发作前有否先兆？发作期有无神志丧失？抽搐的形式与程度？历时多久？发作后有无头痛、嗜睡、瘫痪或哭叫，或狂乱？通过对这些情况的了解，为诊断和辨证提供依据。

②问睡眠：是否安稳？有否手足蠕动、眼球转动、惊起、狂叫或哭闹？颜面肌肉有否小的瞤动？一般睡眠安稳病情稳定，不安稳往往是犯病的先兆；有些如手足蠕动，颜面肌肉抽动、惊起、狂叫本身就是癫痫发作。

③问二便：要问小便是否通畅？尿色是黄是白？一般小便通畅，颜色淡黄清亮为宜，若尿多色白，多为肾虚寒；尿少、色深黄提示里热已盛。问大便是否秘结？一般大便畅通、无秘结、不恶臭为宜；若大便干结、恶臭，此肠胃积热盛。

④问精神状态：是安静，还是烦躁、多动？能否接受教育和自控？有否任性和不避危险？一般安静，能够听话，并知善恶、好歹，不听劝说，一意孤行，甚至打人毁物，多为心肝两经热炽，病情重，或预示将犯病。若对周围事物麻木不仁，无反应，无表情，多为心神受蒙蔽，智力受到严重影响，预后不良。

4. 切诊

①切脉：我曾经分析了 127 例癫痫病人的脉象，其中滑脉占 26.8%，弦脉占 19.0%，数脉占 30.7%，其它细、沉、弱、缓占 23.5%。滑脉为痰盛，弦有肝风，数为里热，细、沉、弱、缓乃脾肾、气血虚象。

②触腹：重点查看腹部有否灼热、胀满。有灼热、胀满者多有积热。

（三）鉴别诊断

隋·巢元方首先提出癫痫与痉病的鉴别，后世一些医家又强调惊与痫既有联系，又有区别。下面从中医的角度，将癫痫与惊风、痉病、癫病作一鉴别。

1. 癫痫与惊风的鉴别

《诸病源候论·卷四十五·风痫候》认为：“壮热不歇，则变为惊，极重者亦变痫也。”《活幼心书·卷上·痫证》说得更具体：“惊传三搐后成痫。”说的是三次惊风才称为癫痫。惊风分急惊风和慢惊风。急惊风一定有高热，慢惊风多发于脾虚久泻之后，而癫痫发作一般无发热，也无腹泻。急惊风在退热后，抽搐不再发生，慢惊风在健脾止泻后，抽搐也不再发生，而癫痫则能反复发作，这是它们区别之处。

2. 癫痫与痉病的鉴别

《诸病源候论·卷四十五·风痫候》中记载：“病发时身软，时醒者谓之痫；身强直反张如尸，不时醒者谓之痉”。后世医家均以此说区分痫与痉。清·吴鞠通在《温病条辨》中专立“痉病瘛病总论”条目，说明：“痉者，强直之谓，后人所谓角弓反张，古人所谓痉也。瘛者，蠕动引缩之谓，后人所谓抽掣、搐搦，古人所谓瘛也。抽掣搐搦不止者，瘛也。时作时止，止后或数日，或数月复发，发亦不待治而自止者，痫也。”吴鞠通所论痉病极广，共分九大类，即寒痉、风温痉、温热痉、暑痉、湿痉、燥痉、内伤饮食痉、客忤痉（惊吓痉）、本脏自病痉，基本上概括了所有抽搐病症（其中也包括急、慢惊风），他强调：“痉者筋病也”，“皆肝风内动为之”。这与癫痫因脏腑、经络、气血失调，逆气上巅犯脑，引动肝风的病机不同。归纳起来癫痫与痉病的鉴别有如下几点：①癫痫发作有反复性、自解性；痉病则常为经常性或持续性，消除病因后可以不再发作。②癫痫临床表现复杂；痉病就只有抽搐。③癫痫是逆气引动肝风而抽搐；痉病是筋病，肝风内动所引起。

3. 狂痫与癫狂的鉴别

《活幼心书·卷中·痫证》中谈到：“狂痫者，亦属阳，难经云，重阳则狂，至长成小儿才发，时妄言，不食而歌，甚则踰墙上屋，弃衣而走，或一日二日方醒。”说明狂痫与癫狂既有相同之处，又有不同之点，要点有二：①狂痫有狂又有痫，即既有精神失常，又有抽搐；癫狂只有精神方面的症状，如躁动多言，易怒，叫唱跑跳，甚至毁物伤人，通宵不眠或沉默不语、呆滞、健忘，甚至神志不清，但不抽搐。②狂痫有自解性也有反复性；癫狂不经治疗往往呈持续状态。

中医从发作前期、发作期与休止期论述其临床表现。

（一）发作前期表现

因癫痫类型不同，有的发作前有先兆，有的则没有先兆。有先兆者多表现为精神异常、胃肠功能紊乱、睡眠不安或皮肤感觉、肌肉运动的异常。

1. 精神异常：特别烦躁，多动不安，甚至打人、咬人、毁物，完全不听劝说。大一点的儿童能够说心中烦热，总想吵架。

2. 胃肠功能紊乱：胃脘胀满，口渴欲饮，小便短赤，大便秘结。能够诉说的孩子言其腹中在翻腾，好象有一股气向上冲。有的可见唇如涂丹，口舌生疮，舌苔黄厚。

3. 睡眠不安：睡觉少，入睡难，睡后辗转不安，或突然惊叫、坐起，或四肢小抖动。

4. 皮肤感觉、肌肉运动异常：常能诉说手指发麻，有上行感，面部或四肢肌肉有时发生小瞤动。

有的患儿发作前有惊恐感，投向亲人怀抱或抓住实物；有的感到有一股气猛的上冲，头发昏胀，随即癫痫发作。

（二）发作期表现

不同类型的癫痫发作时表现不同，归纳起来不外神志丧失，肌肉抽搐，精神异常，运动障碍，经络受阻，胃肠功能紊乱等几个方面。

1. 神志丧失：除极少数病人外，绝大多数有神志丧失。其表现有单见失神，不跌倒，不抽搐，只一瞬间发愣，活动停在、语言中断。多数与抽搐并见，往往是突然发生，引起摔倒。

2. 肌肉抽搐：也是癫痫发作时最主要表现。可分全身性强直一阵挛性抽搐，伴随呼吸暂停，面色青紫；一侧身体抽搐，有的从口角开始，再波及到手臂、下肢，有的从手臂开始，再波及到面部和下肢，严重者可引起全身抽搐；还有局部肌肉抽搐，表现为头、脸、颈、躯干或某肢体的突然抽动，有的点头痉挛形成全身抽动。

3. 精神异常：表现很复杂，除有不同程度神志丧失、抽搐外，有的出现恐怖感；有的无意识重复动作或盲目行走，或踢打；有的喃喃自言或胡言乱语或失语；有的无原因微笑或狂笑，或啼哭；有的幻视、幻听如入梦境；有的则盲目咀嚼、吞咽、吮吸。

4. 运动障碍：多突然发生肌肉无力而跌倒或突然头低下。

5. 经络受阻：多表现为肢体麻木、肿胀或其他不适；也有表现为剧烈性疼痛的，如头痛。

6. 胃肠功能紊乱：最常见的有恶心、呕吐、流涎、脘腹胀满以及腹痛。

（三）休止期表现

此时期多数病人没有明显的临床症状，但少数重型患者可以出现智力低下，表情淡漠，对外界刺激无反应，走路不稳；也有的出现烦躁多动，不能自控，不听管教。

有关中医对癫痫的辨证论治将在第九个须知中详细论述。

六、癫痫可以预防吗

癫痫是古老又全球性的疾病，它的产生原因十分复杂，但至今无法认知，要彻底预防它的发生难度很大，但能减少其发生，预防的要点如下。

（一）注意妊娠期保健

前面在谈到小儿癫痫病因已经指出，孕妇失调养是小儿癫痫发病的先天原因，故注意妊娠期保健是预防癫痫的重要一环。妊娠期孕妇应注意五点：一要避免精神刺激；二要慎防外邪内侵；三要活动适当，勿过劳，勿不活动；四要饮食适宜，勿偏食，勿过食酸、咸、辛、辣厚味；五要防治慢性疾病，增强体质。

（二）防止分娩意外

新生儿产伤是癫痫发病的重要因素之一，所以防止分娩意外，避免产伤，对预防癫痫的发病有重要意义。如果能够定期给孕妇作检查；实行新法接生；及时处理难产就可以避免或减少新生儿产伤。

（三）勿受惊恐

中医十分强调突受惊恐会直接产生癫痫，临床上也屡屡见到这样的病例。尽管现代医学还无法说明惊恐致痫的机理，但确是客观存在。“惊则气乱”、“惊则伤肝”，由于“惊”使脏腑、气血失去平衡，产生逆气而成痫。这是中医从整体观的角度认识癫痫的发生，这样的认识对癫痫的治疗或预防都有指导作用。

（四）节制饮食

现代医学认为饮食不当可以诱发癫痫，而中医则强调饮食不节可以产生食痫，从而说明节制饮食在防止癫痫发作上有一定作用。

（五）慎防急、慢惊风

中医和西医都强调“惊风变痫”，故预防癫痫一定要慎防急、慢惊风。“惊传三搐后成痫”，抽搐3次才变成痫，故有一次抽搐史则一定要防再抽。《太平圣惠方》列举了治疗壮热欲发痫方9首，其中龙齿散与生葛汁饮子可以用来预防急惊风变痫。

龙齿散的组成与制、服法如下：龙齿30克，钩藤1克，川升麻1克，子芩1克，防风

（去芦头）1克，犀角屑1克，麦门冬（去心焙）30克，川芒硝30克。以上诸药捣粗罗为散，每服3克，以水一小盏，入竹叶七片，煎至五分，去渣，分作2服；日4服。量儿大小，以意加减。

生葛汁饮子的组成与制、服法如下：生葛根汁一合，竹沥汁一合，牛黄（研细）如杏仁大。以上三药相和，每服半合，量儿大小加减服之。

我在临床上遇有高热惊厥史者，用达原丸与镇惊安神片合方预防。达原丸每次半丸，1日3次；镇惊安神片每次4片，1日3次，可以连续服用3个月。对于有慢惊风史者，要针对原因处置，益智补脑片有预防变痫的作用。每次服4片，1日3次，连续服用3个月。

以上药方组成与制法详见“中医如何辨证治疗癫痫”。

（六）严防颅脑外伤

颅脑外伤是致痫的重要原因，中医认为由瘀热所致，故在颅脑外伤后，除进行其它处置外，可以加服定搐化风锭合化痫止抽三号片，服用1个月左右。定搐化风锭每次1丸，1日2次；化痫止抽三号片每次5片，1日2次，有预防颅脑外伤变痫的作用。药方详见“中医如何辨证治疗癫痫”。

（七）注意生活规律

规律性的生活有利于机体阴阳平衡、气血调和、经络舒通，这样“逆气”不生，痫证不发。

（八）积极治疗脑部疾病

包括各种中枢神经感染性疾病、各类脑病以及各种容易产生癫痫的病症。

七、治疗癫痫必须遵循哪些原则

由于癫痫病情复杂，缠绵难愈，所以必须遵循一定的治疗原则。

（一）早期治疗　这是非常重要的环节，只要诊断为癫痫就要立即用药。即使一时尚不能确诊的抽搐病人，也要根据中医辨证论治的原则处理，千万不要延误治疗。

（二）正确用药　中医治疗首先要辨证准确，在这个基础上选择有疗效而无明显毒、副作用的方药。现在不少治痫方中用朱砂、铅或巴豆等有毒之品，千万注意勿过量、勿久服，需要长期服药者，一定将有毒之品去掉。一般初期或病重者可用汤剂，长期服用则以片、散、丸、丹为宜。用药宜简不宜繁，千万不要多种方药混治。如果已经用抗癫痫西药，不能骤减、骤停，这是必须遵循的治疗原则。

（三）规律性治疗　由于癫痫是慢性病，病程相当长，在确定治疗方案并取得效果之后，不要随意更改，服药时间、服药方法、服药量都要固定。当然，若治疗无效或病情发生变化，则要随时改变治疗方案。

（四）长期治疗　中医和西医都认为癫痫是慢性、难治性疾患，所以务必坚持长期治疗。笔者的经验是发作期要治疗，休止期要治疗，恢复期还需要巩固治疗。一般说，3 年不犯病开始减药，5 年不犯病则可停药。若遇特殊情况，如青春发育期、月经初潮期，还可延长用药时间。

（五）要取得病者与亲属的信任　首先让家长了解孩子的病情，取得他们的合作，坚持长期、有规律地给患儿服药。对成人患者，要耐心做他们的思想工作，使他们坚定与疾病作斗争的信心。

（六）常规检查　要定期给患者作肝、肾功能和血、尿、便等常规检查，了解药物的不良反应，发现问题及时调整药物。

（七）中医治疗癫痫的法则　消除病因、平降逆气以控制发作；调整脏腑、经络、气血功能以巩固疗效，防止复发。消除病因要有针对性，有热清热，有痰逐痰，有瘀化瘀，有风熄风，有惊镇惊，有积消积，有虫驱虫；平降逆气要抓住平肝、通腑，因逆气之骤生多因肝气上逆、胃肠浊气不降之故；调整脏腑、经络、气血功能重在补脾肾。要特别重视中西医结合治疗癫痫，详见“中西医结合治疗的原则和方法”。

（八）控制发作　在整个治病过程中，要特别注意：即要千方百计控制癫痫发作，又不能以此为最终目的。因为某些顽固性癫痫，在目前医疗条件下，中、西药物均难控制发作，能想方法减少其发作，减轻病人痛苦，就达到了一定的目的。相反，任意加大用药量或使用不恰当的、带有毒性的药物，即使控制一时，也可能因为药物中毒给病儿带来危险。日本和田丰治教授曾经说过：“因为癫痫是一种终生疾病，治疗的目的归根到底在于使患者生活正常些、愉快些，而不是单纯的‘控制发作’。具体说来，对于难于控制的病例不要因控制发作而使药物的副反应无法接受。应在副反应可以耐受的条件下，力争最大程度地控制发作。”他的话的确是经验之谈。

八、如何选择西药治疗癫痫

在明确癫痫诊断的前题下，主要根据癫痫发作类型选择治疗方案，先用一种药物的小剂量开始，视其病情的变化，逐渐调整用量；在确认服药疗效不明显（发作次数减少小于50%）时，改用或加用其他抗癫痫西药。在长期服药过程中要注意药物的不良反应，定期检查肝、肾功能和血象变化。在有条件的地方可做有效血液浓度的检查。

现将常用抗癫痫西药的适应类型、用法、用量及不良反应介绍如下：

（一）苯巴比妥（别名鲁米那）

1. 主治：强直阵挛、肌阵挛以及强直和单纯部分性发作；对复杂部分发作疗效差，对失神发作无效。

2. 用法与用量：口服：成人维持量为每日90～180毫克，儿童每日按每公斤体重2～6毫克计算，分2次服用。肌肉注射每次200～300毫克，一般用于静脉注射治疗癫痫状态后的维持作用。

3. 不良反应：由于镇静，常产生困倦、头昏并易激动。长期服用可引起性功能低下；儿童、老年人可出现失眠、烦躁。影响儿童智力，还可导致胎儿畸形及新生儿出血，所以此药孕妇和儿童慎用或不用。

（二）苯妥英钠（别名大仑丁）

1. 主治：单纯部分性发作和全身强直一阵挛发作；对复杂部分性发作、强直性发作亦有效；而对肌阵挛和失神发作无效。

2. 用法与用量：口服：成人维持量为每日 0.2 ~0.5 克，儿童为每日每公斤体重 5 ~8 毫克，分 2 ~3 次服用。需用静脉注射时速度宜缓，每小时不超过 50 毫克，总量控制在 900 毫克以内，儿童用量不超过每公斤 5 毫克，以免抑制心脏和致心律不齐，本药不宜肌肉注射。

3. 不良反应：本药在有效剂量范围内，很少发生毒副反应，但长期服用则可导致认知功能和记忆力下降；也可能出现低血钙及骨软化；不育症或阳痿、多毛症；皮肤和淋巴腺增生；更多见的是齿龈增生，但停药后可逐渐消失。

本品能使胎儿致畸，孕妇慎用，或不用。

（三）卡马西平（别名酰胺咪嗪、痛惊宁）

1. 主治：部分性发作及强直阵挛发作，对复杂部分性发作效果最好，但对失神发作无效。

2. 用法与用量：口服：成人维持量为每日300～600毫克，最大剂量可以用至1200毫克，分3～4次服用。儿童按每日每公斤15～25毫克给药。

3. 不良反应：常见的为头晕、困倦、视力模糊及复视。也可能出现平衡障碍、眩晕、眼震、共济失调及感觉过敏；出现皮疹多见，但不影响认知功能，也不致胎儿畸形。

（四）丙戊酸钠（别名德巴金、抗癫灵）

1. 主治：失神发作（包括不典型失神发作）为首选药物；另对全身性强直阵挛发作也有很好的效果。也可用于单纯部分性发作、复杂部分性发作、肌阵挛性发作、失张力发作及婴儿痉挛症的治疗，是一个广谱抗癫痫药。

2. 用法与用量：口服：成人每日0.4～1.6克，儿童每日10～30毫克/公斤，分2～3次服用，因对胃肠有刺激，应饭后服。惊厥持续状态的治疗先按 5 ~ 15 毫克 1 公斤慢慢静脉注射；30 分钟后改用每小时 1 毫克 1 公斤用量静脉点滴维持。

3. 不良反应：常见的不良反应为胃肠道功能障碍，包括食欲不振、恶心、呕吐、消化不良腹泻或便秘等；特别注意肝损害，少数可致不可逆，甚至死亡，固服用中一定要定期检查肝功能。少见脑病发生，表现为困倦、嗜睡、意识障碍，并有震颤、共济失调及纳吃。对胎儿有致畸作用，脊柱裂为多见。

（五）扑痫酮（别名扑咪酮）

1. 主治：强直阵挛性发作、复杂部分性发作、局限性发作，特别对苯巴比妥和苯妥英钠治疗无效者可改用此药。

2. 用法与用量：成人每次 0. 25 ~ 0. 5 克，每日 3 次；儿童为日 10 ~ 25 毫克 1 公斤，分 3 次口服。

3. 不良反应：会出现嗜睡、眼球震颤、共济失调等症状；长期服用能导致巨细胞贫血、白细胞减少、血小板减少、再生障碍性贫血等，要定期检查血象；也可以致胎儿畸形，孕妇忌用或不用。

（六）乙琥胺（别名柴浪丁）

1. 主治：失神小发作效果好；对肌阵挛发作和失张力发作亦有一定的效果；对强直阵挛发作无效，还可能激发其发作。

2. 用法与用量：成人每日 0.5～1.5 克；儿童为每日 10～15 毫克/公斤，分两次口服。

3. 不良反应：常见食欲减退、恶心、呕吐、呃逆、恶心；也可见嗜睡、头晕、易激动、共济失调等神经系统症状；少见粒细胞、血小板减少和皮疹；罕见系统性红斑狼疮。

（七）氯硝西泮（别名氯硝安定）

1. 主治：肌阵挛及失神发作，对复杂部分发作也有效，但对强直阵挛效果不好。

2. 用量及用法：口服成人每日 3～8 毫克，儿童 1 岁以下每日 0.5～1 毫克；1～5 岁每日 1～3 毫克；6～12 岁每日 3～6 毫克，分 2～3 次服。惊厥持续状态用静脉注射，每次 1～4 毫克，速度每分钟不超过 1 毫克。

3. 不良反应：常见的为困倦、嗜睡、头昏，肌张力减底和肌无力，注意力分散。儿童可有唾液分泌和支气管分泌增加。本药有耐药性和成瘾现象，突然停用可出现焦虑，激动，失眠，幼觉，甚至强直阵挛发作等戒断症状，并能影响出生的婴儿。

（八）托吡酯（别名妥泰）

1. 主治：为广谱抗癫痫新药，对各类癫痫发作均有效，其中原发性和继发性全身强直一阵挛发作及单纯或复杂部分发作效果尤其明显。对肌阵挛、婴儿痉挛也有效。

2. 用法与用量：口服应从小量开始，逐渐增加到推荐剂量。成人开始为每日 25 毫克。以后每周加量 25 毫克，直到控制发作，最大量每日不超过 400 毫克；儿童初始量为每日每公斤 1 毫克，以后每周每公斤增加 1 毫克，最大量每日每公斤不超过 6 毫克。

3. 不良反应：常见有头晕、疲乏，复视，眼球震颤，嗜睡，重者思维异常，精神错乱共济失调。也可见厌食及体重下降。也有很少病人产生肾结石，因此有肾结石及有家族史的患者禁用。

（九）拉莫三嗪（别名利必通）

1. 主治：部分发作和难治性癫痫的添加治疗，其中与丙戊酸盐合用疗效最佳。在儿科可辅助治疗全身性发作，包括非典型失神发作、失张力性发作、癫痫持续状态等，但对肌阵挛发作无效。

2. 用量与用法：成人起始剂量为每日 25 毫克，每周增加 12.5 毫克，有效剂量为 300 毫克，最大剂量为 800 毫克。儿童用量按每日每公斤 2 ~5 毫克，均分 2 次口服。若与丙戊酸钠合用用量减半或减三分之一。

3. 不良反应：此药不良反应低，少见头晕、共济失调、乏力、嗜睡、视物不清或复视、头痛、失眠和震颤等。极少数至肝损伤，应定期监测肝功能。

（十）加巴喷丁

1. 主治：主要用于常规抗癫痫药物治疗无效癫痫病患者的添加治疗，包括难治性复杂性部分发作、继发性全身强直一阵挛发作。对失神发作无效。

2. 用量与用法：此药为口服，成人用量每日 0.9 ~ 2.4 克，最大剂量 4.8 克，分 3 次服；儿童按每日、每公斤体重 30 ~ 50 毫克用量。

3. 不良反应：本品耐受性良，有嗜睡、头晕、共济失调、眼球震颤、头痛。少数患者出现皮疹；极少数出现心肌缺血和心律失常。

九、中医如何辨证治疗癫痫

中医分胎痫、风痫、惊痫、痰痫、热痫、食痫、瘀痫、狂痫、虫痫和虚痫十个证候进行治疗。

（一）胎痫

1. 病因

胎儿时期母亲受到严重的精神刺激，或过劳或少动，或饮食失调，过食酸咸，或因病误服不当之药物，或因近亲结婚等等原因，致使胎儿“不全育”。正如《活幼心书·卷中·痫证》中所说：“胎痫者，因未产前，腹中被惊，或因食酸咸过多，或为七情所汩，致伤胎气。”

2. 辨证要点

①发病：《千金方·卷五上·惊痫》指明：“新生即痫”；《活幼心书·卷中·痫证》则规定：“儿生百日内”。现在看来，周岁内犯病也有之。

②发病特点：以多种形式的抽搐为主，有的口眼相引，脸面肌肉抽动；有的点头痉挛、

四肢抽动；有的全身抽搐。发作时常伴憋气、吐痰沫、颜面青紫，甚者二便失禁。

③伴随症状：最常见为五迟——立、行、发、齿、语发育迟缓；五软——头项、口、手、足、肌肉等痿软无力，甚者对外界刺激无反应，呈白痴状态。

④脉舌表现：脉虚数或指纹淡隐，舌质淡红，舌苔薄白。

3. 治法与方药

发作期以熄风止抽为主，略佐清心开窍之品，用灯心草、莲子心各 1 克，神釉 3 克，煎水送服定搐化风锭。此方中蝎子一定要用活的，将其捣成泥浆，兑入僵蚕、蝉衣、法半夏、生大黄、黄连、甘草、桔梗、防风、羌活、麻黄、牛黄、朱砂、麝香、冰片等细面，用蜜制成锭，每锭重 3 克。每次服半丸，1 日 3 次，周岁以上酌增。另也可用牛黄镇惊丸治疗，每次半丸至 1 丸。日服 2～3 次。牛黄镇惊丸由天麻、防风、石菖蒲、川芎、茯苓、法半夏、蜈蚣、酸枣仁、甘草、全蝎、沉香、羌活、远志肉、人参、荆芥穗、僵蚕、白附子、天竺黄、桔梗、乌梢蛇、白术、细辛、川乌头、胆南星、牛黄、麝香、冰片、琥珀粉、雄黄粉、朱砂粉多种药物组成，具有熄风、祛痰、醒神、开窍之功能。若用上述药物控制胎痫发作或基本控制发作后要以补脾肾、开心窍为主，同时佐用熄风法。选用益智补脑片。其药组成及制法如下：黄精 30 公斤，黄芪 30 公斤，益智仁 30 公斤，石菖蒲 30 公斤，炙甘草 30 公斤。一起熬膏，兑入生晒参、紫河车、白僵蚕细面各 6 公斤拌匀，烘干后压片，每片 0.3 克。1 次服 3 片，日服 3 次，周岁以上酌情加量。

重型胎痫是顽固之疾，往往需要中、西医结合和综合性治疗，才能控制发作，促进智力好转。

（二）风痫

1. 病因

《诸病源候论·卷四十五·风痫候》中谓："风痫者，由乳养失理，血气不和，风邪所中；或衣厚汗出，腠理开，风因而入"。《普济方·婴孩一切痫门·风痫》在总结前人之论的基础上："风之为病，其状多端，皆由腠理弱，营卫虚祛，经络不顺，关窍闭塞……，一身四体皆不我有，是谓风痫之至也。”书中强调：“热即风生，壅即风长。”后世医家根据《黄帝内经素问》“诸风掉眩，皆属于肝”的论点，认为“风邪因入之，其病在肝，肝主风。”综上所述，风痫病因有三：①首先是机体“血气不和”，“腠理开”，“营卫虚怯”；②贼风乘虚而入，受“里热”、“壅滞”的影响而风更盛；③伤及肝而发病。

2. 辨证要点

①发作的多样性。临床所见搐（肘臂伸缩）、搦（十指开合）、掣（肩头相扑）、颤（手足动摇）、反（身仰向后）、引（手若开弓）、窜（目直而似怒）、视（睛露而不治）等八候，以及半身抽动，口眼相引，点头痉挛等，均属风痫证候。

②犯病的突然性。发作很快，往往无任何先兆。

③变化多端，反复性大。在发作过程中可以呈全身抽搐，也可以呈半身抽动，还可以一时目瞑或口眼瞤动。有时病人休止发作三年五

年，甚至十年八年，还可能因为突感风寒或其它因素而复发。

④伴随症状：多有头晕目眩，肢体麻木，心烦易怒，多动不安。

⑤脉舌表现：脉浮偏弦或指纹青显，舌质光边赤，舌苔或白或黄。

3. 治法与方药

治风痫应着重平肝熄风止痉；熄风要活血；平肝要佐清热、降逆，方选化痫止抽一号方（赵心波经验方）。方中全蝎、蜈蚣、僵蚕、天麻熄风止痉；并用桃仁、红花活血，白附子祛风，以加强熄风止痉之力；妙在一味川黄连清心火助平肝；另加天南星、法半夏、天竺黄、白矾豁痰降浊。此方可作汤剂，也可制成片剂。其片剂制法与用法如下：天南星、僵蚕、白矾、白附子、红花各1.2公斤，法半夏、全蝎、桃仁、天竺黄各0.6公斤，川黄连0.3公斤，天麻0.5公斤，蜈蚣500条。诸药共粉碎极细面，加粘合剂压片，每片重0.3克。1岁以下1次服2~3片，1~3岁1次服4片，4~7岁1次服6片，8~14岁1次服8片，14岁以上1次服10

片，均日服3次，白开水送下。

（三）惊痫

1. 病因

《诸病源候论·卷四十五·惊痫候》认为："惊痫者，起于惊恐大啼，精神伤动，气脉不定，因惊而发作成痫也。"后世医家多宗其说。钱乙强调"因闻大声或大惊而发搐"（《小儿药证直诀·卷上·急惊》）；明·鲁伯嗣（《婴童百问·惊痫》）指明："惊痫者，震骇恐怖，打坠积惊。"我在临床上也见到突受惊恐而成痫者。惊则气乱，损伤心肝。气乱则逆气生而上巅；损心则心神失常；损肝则肝风内动而抽搐。

2. 辨证要点

①有确实可查的突受惊恐的原因。

②发病特点：犯病前有惊恐感，欲投向亲人怀抱或抓住实物。发作中可能出现无意识动作，或盲目行走，或转圈、跌倒、抽搐。

③伴随症状：平素胆小易惊，情感波动大，易受惊恐诱发。

④脉舌表现：脉或弦数或细数，舌质尖边红，少苔或白苔或微黄苔。

3. 治法与方药

治惊痫重在平肝镇惊、熄风止痉，同时要兼用宁心安神、祛痰法，用下方（赵心波经验方）：莲子心 5 克，铁粉 10 克，广木香 3 克，天麻 6 克，乌梢蛇 10 克，全蝎 2.4 克，僵蚕 6 克，茯神 12 克，胆南星 6 克，生石决明 15 克，钩藤 10 克。方中铁粉、生石决明、钩藤平肝镇惊；天麻、乌梢蛇、全蝎、僵蚕熄风止抽；莲子心、茯神清心安神；广木香、胆南星顺气逐痰。还可以配合应用定搐化风锭，每次 1 丸，日服 2 次。

轻型惊痫或休止期，可用镇惊安神片，其处方与制法如下：远志、法半夏、石菖蒲、陈皮各 6 公斤，茯神 12 公斤，枳壳 4 公斤，柏子仁 9 公斤，青阳参 2.5 公斤，川黄连 0.5 公斤，一起熬膏。天竺黄 2 公斤，青阳参 2.5 公斤，法半夏 3 公斤。共研细末，加入上膏中拌匀，烘干后压片，每片 0.3 克。按前述化痫止抽一号片用量服用。

（四）痰痫

1. 病因

《活幼心书·卷中·痫证》认为：“阴痫

者，固慢惊后去痰不尽，痰入心包而得。”明·万全在《幼科发挥·卷之二·急惊风变证》中进一步指出：“急惊风变成痫者，此心病也。心主惊，惊久成痫，盖由惊风既平之后，父母玩忽，不以为虑，使急痰停聚，迷其心窍。”《医宗金鉴·（卷五十一·痫证）》则说：“痰痫者，因小儿平素痰盛，或偶因惊热，逐致成痫。”综合观之，痰致痫有三种情况：一是平素脾胃积热生痰；二是惊风之后余热不尽生痰；三是脾虚慢惊生痰，因痰迷闭心窍而发痫。

2. 辨证要点

①病证特征：发作时必有神志不清，眩晕跌仆，喉中痰鸣吼叫，口吐痰沫或吐血沫。发作后神识困倦、多睡。

②伴随症状：平素多痰，胸脘满闷，口中发粘。

③脉舌表现：脉滑，舌苔白或黄腻。

3. 治法与方药

因痰痫多源于继发之因，常兼风与热，故治法以豁痰降逆，开心窍为主，同时要并用清热熄风法，临床时常用化痫止抽二号方（赵心波经验方)，其组成如下：青礞石10克，地龙、钩藤、天麻各6克，桃仁、红花、法半夏、全蝎各5克，胆南星7.2克，二丑15克，白矾8克，沉香、生大黄各3克，人工牛黄0.3克。方中以青礞石、白矾、胆南星、法半夏祛痰；沉香、二丑、大黄通腑、降气，以加强祛痰之力；人工牛黄清心开窍；全蝎、地龙、钩藤、天麻熄风止痉，佐桃仁、红花活血，意在加强熄风之力。此方可以配制汤剂、散剂、片剂。汤剂每日服1剂，连续服用1~3月，后改用散剂或片剂巩固（片剂可用石菖蒲适量熬膏作为粘合剂)。其用量如下：周岁内每次1克，1~3岁每次1.5克，4~7岁每次2克，8~14岁每次2.5~3克，成人酌情加量，均每日服3次，白开水送服。本方以治痰痫为主，因有熄风清热的作用，故亦可用于风痫或热痫。其有一定泻下作用，服药初期可引起每日腹泻2~3次，约一周内转正常。对于脾虚生痰成痫此非所宜，可参照下述虚痫治法。

（五）热痫

1. 病因

《普济方·卷三百七十七·热痫》中记载："夫小儿热痫者，由血气不和，内有积热之所致也。凡小儿骨体软轻，肠胃细微，易为伤动。若乳食不常，脏腑壅滞。温搐生热，不得宣通，热极甚者则发病也。又心神多不宁，将养过温，内生邪热多，所以惊甚者变成诸痫。"强调说明由于小儿本身"气血不和"，"肠胃细微"，心神多不宁，加之护理不当，乳食失常，将养过温，而生内热。热甚可以生痫，热甚可以生惊，惊甚也生痫。另感时疫瘟毒，内蕴脏腑经络，久失清解也可导致热痫。

2. 辨证要点

①有明显可查的时疫瘟毒感染史，并发生过抽搐。

②发作前有外感因素或内热炽盛的表现，如大便干结，五心烦热，口舌生疮。发作时证候表现复杂，有突然跌倒，神昏吼叫，痰涎壅盛之痰痫症；也有两眼上翻、面肌抽动或全身抽搐之风痫症；也有呼叫，奔跑，惊恐，发愣之惊痫症等。

③伴随症状：口渴欲饮，烦躁不安，便干

尿赤，睡眠不安，头目眩晕，鼻齿出血。

④脉舌表现：脉或数或弦或滑，或兼而有之，舌则红降，舌苔黄或黑干。

3. 治法与方药

热痫多夹惊、夹痰、夹风、夹瘀、夹食，所以治热痫要根据兼夹之候，在着重清热的同时，要适当加用镇惊，化痰，熄风，活血，消食之品。能够导致癫痫之热主要是肝热、心热和胃热。

临床上常用下方治疗热痫。此方重清肝火、祛风活血，兼能舒筋通络。其组成、制法与用法如下：羚羊角粉 3 克，全蝎 24 克，生代赭石 15 克，生侧柏叶 15 克，白芍 15 克，丹皮 9 克，桃仁 12 克，红花 12 克，生石决明 18 克，汉防己 30 克，牛藤 18 克，桑枝 24 克，生地 24 克，白蒺藜 12 克，菊花 12 克，钩藤 24 克，龙胆草 18 克，黄芩 15 克，川黄连 6 克，蜈蚣 9 克。后 19 味药共研细末，兑羚羊角粉，炼蜜为丸，每丸重 3 克。周岁内每次服 1 丸半，8～14 岁每次服 2 丸，均每日服 3 次，温开水送服。

（六）食痫

1. 病因

《诸病源候论·卷四十五·痫候》中记载："食痫者，因乳哺不节所成。"元·曾世荣在《活幼心书·卷中·痫证》中谈到："食痫者，因中焦不和，饮食时偶被惊搐，则惊气停滞中脘，食不克化，淹留日久，气郁痰结，痰结则风热生，由此致疾。"《普济·卷三百七十七·食痫》则认为："此由脏腑壅滞，内有积热，或乳母饮啖五辛毒物，志怒无节，致烦毒之气，入于乳中。因积乳儿令气血不调，肠胃痞塞。故壮热多惊，四肢抽掣，是为食痫之病。"《医宗金鉴·卷五十一·食痫》概括历代医家之论，指出："食痫者，其病在脾，因小儿乳食过度，停结中脘，乘一时痰热壅盛，逐致成痫。"实际上食痫之因包括三方面：一是必有饮食不节或饮食不当（多食辛辣厚味）或食中受惊；二是脾胃受损产生积热，壅塞中焦；三是积热生痰；痰生风闭窍。

2. 辨证要点

①癫痫发作与饮食不当有密切关系。

②发作特点：可以突然栽倒、抽搐、口吐

痰沫，往往伴有大小便失禁，脘腹满硬；也可见剧烈腹痛、呕吐者。

③脉舌表现：脉多滑数或缓滑，舌质红、舌苔白或黄厚。

3. 治法与方药

食痫必兼热、痰、风，故治疗首重消导积滞，同时要清热、祛痰、熄风。可用《普济方》中的妙圣丹“治食痫，利胸膈”。其组成与用法如下：木香、代赭石、马牙硝、川大黄（炮）各0.3克，蝎梢49枚微妙。以上共为细末，次用朱砂15克细研水飞，麝香3克研，龙脑1.5克研，腻粉0.15克，巴豆去皮心膜七枚裹出去油腻细研用，将这些药与上述药混合拌匀，滴水和丸，如黍米大。每服3~5粒，磨沉香汤下，量儿大小加减。此方有一定毒性，故用量宜慎，并只能短期服用。也可用赵心波老师临床常用张志氏的经验方——羊痫风饼药（《中医杂志》1965年第6期），改名为化痫饼。其处方与制法如下：煅青礞石18克，沉香9克，生熟二丑各45克，炒建曲120克。以上药物分别轧细过筛为粉，混合拌匀。每255克药物加600

克白面拌匀加水制成薄饼。成人烙饼 20 张，小儿 1~3 岁烙饼 35 张，4~7 岁烙饼 30 张，8~15 岁烙饼 25 张。每天早上按上述各年龄组制备规定空腹吃一张饼，用白开水送下。服药期间不得中断。若服时觉有麻味，可酌加红糖。此方消积导滞、豁痰降逆为主，适用于食痫、痰痫。

（八）瘀痫

1. 病因

因瘀致痫之说详于明·鲁伯嗣所著《婴童百问卷二·惊痫》中，他认为："血滞心窍，邪风在心，积惊成痫。"现代中医随着活血化瘀法的深入研究，不少医家指出血瘀是癫痫发病的重要原因。我在临床实践中认识到颅脑外伤、产伤以及内热久羁、痰浊内阻、气血失调都可以产生瘀痫。

2. 辨证要点

①有明显的颅脑外伤或产伤病史。

②发作特点：抽搐的形式比较固定，或口眼相引，脸面肌肉偏向一侧抽动，或一侧肢体抽动，或全身抽搐。另可见以麻木、疼痛为主

要表现者，如剧烈头痛，腹痛或肢痛均为有瘀之表现。

③伴随症状：身体可见瘀斑或色素沉着，经常头晕、头痛。

④脉舌表现：脉偏涩，舌质暗或瘀点、舌苔或白或黄。

3. 治法与方药

瘀痫往往夹痰、夹热、夹气滞，故治疗以活血化瘀为主，同时要兼化痰、清热，行气；若抽搐重，是风盛之征，还必须加用熄风止抽之法。

可用化痫止抽三号方，其药物组成及制、服法如下：当归 4. 5 公斤，丹参 4. 5 公斤，没药 2. 25 公斤，乳香 2. 25 公斤，三七 1 公斤，血竭 1 公斤。共粉碎为细面。青阳参 20 公斤熬膏，纳入上药面拌匀，烘干后压片，每片重 0. 3 克。其用量与用法同前述化痫止抽一号片。

（八）狂痫

1. 病因

《活幼心书 · 卷中 · 痫证》指出：“狂痫者，亦属阳……，始因暑热感风，风热内蓄，久则风痰郁结，上迷心包。盖心乃神之舍，偶为邪热攻逼，则神失所守而昏乱，名曰狂痫。然心火肝木皆为物，火不自炎，因风吹起烟焰；木不自动，因风撼而自动摇。风火合德，两阳相搏，其热可知。心藏神，肝主惊，因风生痰，以至于此。”说明狂痫病因复杂，既有风火相煽，又有风生痰和痰火相搏，诸邪迷闭心窍、撼动肝风而生狂痫。

2. 辨证要点

①先有痫性发作病史，数月或数年不等。

②突然出现精神症状，或妄想妄言，或怒不可遏，或奔跑走窜，在数小时或一二日内可以自行缓解。

③休止期所见：多言，易激动，好发脾气，不听劝说。

④脉舌表现：脉滑或弦数，舌质红、舌苔黄或灰黑厚。

3. 治法与方药

狂痫病因复杂，以风、痰、火相搏，入心、肝，乱神明，动肝风为主，故治疗既要熄风、豁痰、泻火；又要醒神、开窍、平肝。元·曾世荣说："医者为治疗，既能清心平肝，疏风退热，得病暂安。不与镇心下痰，则痰涎结实，停滞心络，病至再三；加以发搐频数，难为治疗，必成废人。"（《活幼心书·卷中·痫证》）故治此证必须中西医结合，中药用化痫止抽二号方，发作时可以并用礞石滚痰丸；休止期可以并用镇惊安神片，用量与用法同前述。选用西药（参见"如何选择西药治疗癫痫"）。

（九）虫痫

1. 病因

由于脑内虫证，包括脑囊虫、脑包虫、脑肺吸虫病等。其中脑囊虫病是致痫最为多见的原因。这里所要讨论的虫痫主要指猪囊尾蚴引起的癫痫。

2. 辨证要点

①一定要确诊猪绦虫病及囊虫病，这需要借助现代医学的诊断方法，包括用囊尾蚴作抗原皮内试验，补体结合及沉淀反应；外科手术摘出囊尾蚴作病理切片可以确诊，另外在皮及皮下组织可融到疑似囊尾蚴的小结；末梢血嗜酸粒细胞异常增多；可作电子计算机断层扫描

术、单光子发射计算机断层扫描检查等均可协助诊断。

②证候特点：以各种形式的抽搐为主，常伴头痛，消瘦，腹痛，腹泻，大便中偶含虫节。有时皮下可以摸到散在硬结块。

③脉舌表现：脉乍大乍小，或滑数或弦，舌苔白厚或剥脱。

3. 治法与方药

常用赵心波老中医经验方：苦楝根皮 15 克，使君子 12 克，雷丸 9 克，槟榔 12 克。诸药共煎汤送服蛇蜕面 1.5～3 克，日 3 次。

（十）虚痫

1. 病因

古代医籍称之为阴痫。《诸病源候论·卷四十五·风痫候》谓："病先身冷，不惊瘛，不啼唤，刀成病。发时脉沉者为阴痫。内在五脏，外在骨髓，极者难治。"《活幼心书·卷中·痫证》则强调："阴痫者，因慢惊后去痰不尽，痰入心包而得。"清·陈复正认为："夫病至于痫，非禀于先天不足，即由于攻伐过伤"，"其真元之败，气血之伤，了然在望"（《幼幼集成·卷二·痫证》)。他竭力反对痰迷心窍之说，只承认痫本属虚。我认为虚痫之因有三：一是原本体虚，如慢脾风久治不愈而成痫；二是先天不足，如胎痫，生后即病；三是风、惊、痰、热、食、瘀、狂、虫诸痫久发不愈而变虚。

2. 辨证要点

①有癫痫久治不愈或脾虚久泻而致抽搐累发或生后痴呆，五迟，五软病史或表现。

②证候特点：抽搐无力，少气懒言，神倦体乏，两眼发愣，面色无泽，形体消瘦，表情淡漠，反应低下，或腹泻多涎，步履蹒跚。

③脉舌表现：脉细弱，舌质淡、苔白。

3. 治法与方药

《活幼心书》提出："治以固真汤加日生汤同煎，调宽气饮（枳壳、枳实、人参、甘草）和解。"《医宗金鉴》则采取"轻者醒脾汤，甚者固真汤；病退调理用定痫丹。"清·陈复正则提出："以健脾补中为主"的集成定痫丸治疗，并说："倘系年深日久者与河车八味丸间服。"我在临床上则首选益智补脑片。

由慢惊风转化致痫者用固真汤加日生汤为

宜；醒脾汤也可用之。

固真汤的组成与煎服法如下：人参、制附子、白茯苓、白术各7.5克，山药、炙黄芪、肉桂、炙甘草各9克。水煎空心温服，日1剂。

日生汤的组成与煎服法如下：制北南星9克（原方量30克），人参、冬瓜子仁各6克（原方无药量）。慢火水煎，候温，无时少与缓服，投之急必吐。

醒脾汤的组成与煎服法如下：人参、白术、茯苓、天麻、姜半夏、桔红、全蝎、僵蚕、炙甘草、木香、仓米、胆南星（各药用量随病情酌情而定）。水煎服，日1剂。

癫痫久发，经治不愈者可用定痫丹或集成定痫丸与河车八味丸并用或交替服用。

定痫丹的组成与制、服法如下：人参9克，当归9克，炒白芍9克，茯神、炒枣仁各15克，去心远志9克，琥珀9克，天竺黄12克，炒白术15克，桔红、姜半夏、天麻各9克，钩藤钩12克，炙甘草6克。以上诸药共为细末，炼蜜为丸，每丸重3克。每次服1丸，1日3次。

集成定痫丸的组成与制、服法如下：人参30克，漂白术45克，白云苓、真广皮、法半夏各30克，石菖蒲15克，白当归30克，青化桂15克，杭白芍、白蔻仁、漂苍术各30克，南木香15克，真龙齿30克，赤金箔30张，镜面砂9克。以上诸药混合，焙干，研细末筛过，炼蜜为丸，每丸重3克，以朱砂为衣，贴以金箔。每日早晚各服1丸。

河车八味丸的组成与制、服法如下：紫河车一具，头生男者用白矾煎汤揉洗极净，用姜汁同酒煮烂，大生地90克，净枣皮30克，粉丹皮15克，宣泽泻15克，嫩鹿茸60克，白茯苓45克，怀山药150克，川熟附子、青化桂各22.5克，北五味子60克，大麦冬30克。以上诸药混合，焙极干，研为细末，炼蜜为丸，每丸重3克。每早1丸，重者晚加服1丸。

益智补脑片（详胎痫）通治虚痫。

根据癫痫产生的不同原因和症候特点，分为上述胎、风、惊、痰、热、食、瘀、狂、虫、和虚诸痫证，但由于癫痫临床表现极其复杂，病因又常相互影响或转化，所以临床上很难见到单一的证型，往往是诸型交错互见，其中痰、热、惊、风为主。故现代儿科名医赵心波十分强调：“治疗癫痫一定要抓住清痰、逐痰、平肝、熄风，镇痉止抽等主要治法”，并在“治风先治血，血行风自灭”的理论指导下，注意运用“活血化瘀”的治则。他拟订的化痫止抽一号方（详风痫）既熄风止痉，又清热化痰，除治风痫外，还可辅助治疗痰痫、热痫、惊痫等。对于西医诊断为小发作、精神运动型、婴儿痉挛和头痛型癫痫均适宜；对大发作型癫痫亦有一定的效果。化痫止抽二号方（详痰痫）也属如此，能治风痫、热痫、惊痫。对西医诊断为大发作型兼有大发作的混合发作型癫痫适宜。以上两方，可以作为治疗癫痫常用方。但是，如果要取得更好的疗效，一定要针对病因，根据症候特点辨证论治。对于顽固性胎痫、狂痫等，要采取综合性治疗措施包括针灸、埋线、割治疗法等，还必须加用抗癫痫西药。

十、怎样正确选择其它中医治疗方法

除内服药治疗癫痫外，目前国内较为多用的还有穴位注射、药物组织埋藏、头针、挑割、针刺、耳针、组织疗法等，现分别介绍如下：

（一）穴位埋线

1. 部位：丰隆（双）、内关（双）穴。

2. 方法：将0—Ⅱ号羊肠线剪成3~4厘米长，浸在1‰洁而灭或75%酒精溶液中半小时。临用前再用无菌生理盐水冲洗。冲洗后的羊肠线在无菌操作下浸入10毫克的安定注射液安瓿中，每支安瓿放羊肠线5~6根，加以密封，过一周后使用。在埋藏过程中，首先选定穴位，进行皮肤常规消毒。然后一手以镊子夹持羊肠线，平放在离穴位1.5厘米处；另一手持埋线针，将针凹缺口扣住羊肠线中段，使之皮肤成15°~30°角度。自下而上迅速穿皮进针。进针时将皮肤绷紧，将羊肠钱全部送入皮内为准。然后退针，针眼用创可贴敷。3个月埋一次，共埋3次。

3. 注意事项：一定要严格消毒。个别患者埋线后2～4天局部出现红肿、轻度疼痛，或发冷、周身不适，可以酌情对症处理。

（二）头部埋线

1. 部位：主穴选用感觉区、运动区、舞蹈震颤扩展区、癫痫区、（耳尖直上2厘米处向前向后各引2厘米的水平线）等；配穴选用足三里、三阴交、内关、后溪、绝骨、长强等。

2. 方法：先剃光头发，用药水标出刺激区。局部消毒后，用装上羊肠线的上颚窦穿刺针，顺刺激区方向埋入羊肠线。拔针后用纱布覆盖，绷带固定。埋线均取双侧，交替使用。每次3～4穴，两主穴、两配穴或两主穴一配穴。每隔7～10天1次，10次为一疗程。

3. 注意事项：同穴位埋线。

（三）头针疗法

1. 部位：根据临床表现和脑电图检查，找到异常放电的“兴奋灶”来确定其病变发生的具体部位或区域（额、顶、枕、颞）。

2. 方法：根据确定的部位或区域进行针刺，用头针手法（快速、大幅速捻转），隔日1次，

30 次为一疗程；一疗程后复查脑电图。每疗程后休息 5~7 天再进行第二个疗程的治疗。

3. 注意事项：一定要借助脑电图的检查确定部位。治疗中原用抗癫痫药物不要骤减或停。

（四）挑割疗法

1. 部位：长强穴上 1 寸半及 2 寸，左右旁开 0.5 寸共 4 处。

2. 方法：常规消毒，在上述部位切口，将皮下脂肪挑断。每 7 天一次，一般 3~4 次，重者 7~8 次。

3. 注意事项：一定要严密消毒，慎防感染。挑割过程中也勿骤减或停抗癫痫药物。

（五）针刺疗法

1. 部位：大椎。

2. 方法：用 26 号 2 寸针，从大椎穴进针，稍向上斜刺，当刺入 1.5 寸左右，病人感到有触电感到上、下肢时立即出针。隔日针 1 次，10 次为一疗程，休息一周再进行第二个疗程，一般需针 2~4 个疗程。

3. 注意事项：要严格掌握针刺深度，太浅效果不好；太深恐伤脊髓神经。不合作的患者千万勿针。

（六）耳针疗法

1. 部位：耳穴中的神门穴。

2. 方法：常规消毒后用皮试针吸取复方冬眠灵于双侧神门穴（耳部）各注射 0.1 毫克。第一周每日早晚饭后各注射 1 次，有效后，第二周则改为注射 1 次。

3. 注意事项：耳部穴位注射前排尿，平卧状；注射中勿紧张；注射后静卧休息，保持环境安静。

十一、中西医结合治疗的原则和方法

癫痫这个全球性的、古老而又现代的著名疾病，它与人类共存在，将长期危害人类。数千年来，中医与西医在与癫痫顽疾作斗争中，积累了丰富的理论和治疗经验，取得了一些成绩。但至今对癫痫形成的具体病因知之不多，也就无法根治。我深知，要彻底根治此顽疾是十分艰难的，它还将给人类的健康产生极大的影响。但是，只要我们正确运用中医、西医两种医学防治癫痫的特点和优势，就定能治愈更多的病人，减少更多致残病人，为人类的健康事业做出应有贡献。

西医药治疗癫痫的特点和优势是什么？

（一）可以采用各种医学高科技的手段和方法对继发性癫痫做出诊断，对部分患者可用外科手术治疗。

（二）对各种类型的癫痫，均有针对性治疗药物，能使 60%～80% 的病人得到控制，但必须坚持长期服药，少者 3～5 年，多者 8～10 年。

（三）有条件的医院可以对抗癫痫药物的浓度进行监测，做到用药量准确，尽可能减少不良反应。

西医药治疗癫痫的问题和不足是：

（一）不良反应明显，所有的抗癫痫药物或多或少，或轻或重都有不良反应。

（二）用药时间长，既有耐药性或依赖性的一面，也有病人坚持不下去的一面，影响治疗效果。

（三）还有 20%～40% 的病人治疗效果不好。

中医药治疗癫痫的特点和优势是什么？

（一）中医以人为本，从整体出发，可以提高大脑神经元放电的“阈值”和降低敏感度，从本治疗；另采用辨证施治，对热性惊厥、原发性和轻型癫痫有较好的治疗效果。

（二）中草药不良反应小，一般单纯采用中医药治疗的时间短，有效者一、两年就可以停药。治愈的患者反复少。

（三）可以采用体针、穴位埋线、头针、耳针、足疗等多种方法治疗，提高治疗效果。

中医药治疗癫痫的问题和不足是：

（一）对于针对性控制癫痫发作力度不够，所以，治疗效果很难满意，特别是对难治性癫痫，单纯中医药治疗很难获得满意的效果。

（二）掌握辨证施治规律，选择最佳处方用药，尚需努力发掘和提高，特别是使用带毒性的中药如朱砂、巴豆、硫黄，包括全蝎、蜈蚣都要慎用，以免产生不良反应。

（三）庸医夸大对癫痫的治疗作用，误导病人，失掉中西医结合治疗的良机。

综上所述，中西医药治疗癫痫各有所长，各有所短，所以两者结合治疗癫痫的原则是：取长补短，优势互补。控制癫痫发作"轻者先中后西，重者中西结合"。西医要选择好有效药物；中医要从整体观出发辨证施治，选好方药，要求在与西医结合中，给西药增效减毒，具体结合方法如下：

（一）轻度发作型癫痫，指的是数月乃致一年以上发作一、两次，程度轻，身体基本状况尚好，可以单用中医中药治疗，选方用药可以参照"中医如何辨证治疗癫痫"。另对诊断为原发性局灶性小儿良性中央—颞波灶癫痫；对热性惊厥三次内转变为癫痫，可按热痫治疗，若能控制发作，不必加用西药。

（二）对于每月发作和发作多次的各种类型癫痫，则必须坚持中西医结合治疗的方法，按照发作类型选用西药，详见“如果选择西药治疗癫痫”；按照证候特点，选择中医方药，详见“中医如何辨证治疗癫痫”。

（三）在中西医药结合治疗癫痫过程中，西药用量比常规用量减少四分之一至三分之一；控制发作后，减和停药时间可以缩短一至两年。一般三年不发作开始规律性减药，中西药同时减，一至两年减完。

（四）有些病人单纯用西药治疗并能有效控制发作，但不少患者服药后产生明显不良反应，此时可用中医药减轻或消除其反应。具体处置如下：

1. 消化道反应

常见症状为恶心、呕吐、食欲不振，也有腹胀，大便不调者，此属脾胃不和。可用健脾和胃佐用舒肝法。处方如下：陈皮、姜半夏、枳壳、党参、白术、茯苓、炙甘草、柴胡、白芍。用量视病人年龄、病情而定，也可随症加减（以下处方均同此原则）。

2. 神经系统反应

常见症状有头晕、嗜睡、复视、共济失调、记忆力减退。此属心阳不振、肝血不足。用补心安神，养肝生血法治疗。处方如下：柏子仁、益智仁、酸枣仁、远志、白芍、当归、枸杞子、黄芪、人参、磁石。

3. 血液系统反应

多种抗癫痫西药都可能影响造血系统，产生全血减少，甚至抑制骨髓，产生再生障碍性贫血。临床可见面色不华，体倦无力，瘀斑或出血，易患外感。此属脾肾两虚。用补肾健脾生血佐用止血法治疗。处方如下：山萸肉、热地、女贞子、旱莲草、淮山药、党参、白术、茯苓、黄芪、当归、阿胶、田三七。

4. 对肝脏功能的影响

因为癫痫是慢性疾病，需要长期服药，肝脏是解毒器官，长期尤其是大量服药，有可能造成肝损害，所以要定期检查肝功能，若出现肝损害要马上停药或换用其它药品；若出现胁痛、倦怠、尿赤、目黄等症状，此属肝经湿热，用清肝利湿解毒法治疗。处方如下：茵陈、栀子、龙胆草、鸡骨草、车前草、生地、白芍、五味子、生甘草。

5. 对肾脏功能的影响

肾脏是排毒器官，长期大量服药，也有可能造成肾损害，所以也要定期检查肾功能。若出现肾损害也要停药或改用其他药品；若出现水肿、尿少、腰痛等症状，此属肾虚湿盛，用温肾利水法治疗。处方如下：熟附子、肉桂、泽泻、云苓、车前子、猪苓、杜仲、川断。

6. 皮肤反应

常见症状有斑丘疹、麻疹样疹、荨麻疹或泡状疹，也可出现搔痒、脱发或多汗。此属肌肤风热，用梳风清热佐凉血解毒法治疗。处方如下：金银花、马齿苋、生地、蝉衣、防风、生甘草。便干加生大黄；尿少加车前草。此方要重用甘草20～30克。

7. 结缔组织病变

是应用苯妥英钠治疗过程中最常见的不良反应，主要表现有牙龈增生、口唇增厚、鼻尖变大、面及头皮的皮下组织增生、面部粗糙等。此属脾经湿热。用泻脾经热利水化湿法治疗。处方如下：栀子、生石膏、车前草、藿香、防风、皂刺、生甘草、当归尾。

8. 骨骼系统病变

长期服用苯妥英钠、苯巴比妥等可致低钙和软骨病。临床可见身疼、肌紧张或疼痛，四肢变粗短，下肢向内变曲，躯干显长，腰椎前突而臀部后突等。此属肾髓亏损、肝经失养。用补肾壮骨、养肝舒筋法治疗。处方如下：杜仲、川断、骨碎补、熟地、赤芍、枸杞子、当归、川楝子、桑枝。

9. 对免疫功能的影响

临床多见勿患感冒和呼吸道、消化道疾病，化验检查 IgA 降低。中医认为是卫阳不足、营卫不和，用固表散风、调和营卫法治疗。处方如下：黄芪、白术、防风、当归、桂枝、白芍、生甘草、灵芝。

10. 对孕妇的影响

多种抗癫痫西药如苯妥因、苯巴比妥可致胎儿致畸，应慎用或不用。若非用不可，可加用中药保胎方，尽可能减少畸形儿。处方如下：党参、白术、茯苓、炙甘草、熟地黄、当归、白芍、阿胶。

十二、什么类型癫痫适用手术治疗

凡经中西医药物治疗无效而且影响生活质量，同时致病灶明确，如脑肿瘤、脑囊肿切除、前颞叶切除、内侧颞叶癫痫等；可采用胼胝体头部切开术。正确的手术治疗，大大提高了难治性癫痫的治疗效果。

目前，科学发展，有一套成熟的全数字化癫痫手术系统，包括有计算机工作程序、128 导联视频监测系统、32 导联术中定位系统、术中功能区定位电刺激仪、24 小时动态脑电图、癫痫病灶耦极子定位系统、图电图与磁共振图像融合系统等，可以找出最先放电的癫痫病灶，可以在影像资料上找出癫痫异常部位，在手术时还能帮助确定大脑功能区，避免误伤其他重要组织。

十三、难治性癫痫怎么诊治

根据有关资料确认：成人难治性癫痫是发作至少每月 4 次以上，已正规使用中西医抗癫痫药物治疗，且西药的血液浓度在有效范围内，连续观察两年以上，仍不能控制发作，且影响日常生活，又无进行性中枢神经系统疾病或占位性病变者；儿童难治性癫痫是经正规、合理用药 6 个月至一年，癫痫发作仍未能减少一半，应视为难治性癫痫。

造成难治性癫痫的原因很多，归纳起来有下面几点：

（一）诊断不准确，处方用药不对症；或药物用量不够，虽血液浓度在有效值内，但因个体差异，也可能要加量才有效。

（二）联合使用抗痫西药不合理、中医用药不对症或患者未按医生指导规律性服药。

（三）重型癫痫，非药物乃至手术等综合治疗有效，如婴儿痉挛、结节硬化患儿、颞叶癫痫等。

（四）有明确脑瘤、脑寄生虫、脑发育障碍、重度脑外伤、脑血管畸等器质性病变患者。

（五）不按正规治疗，乱投医、乱服药使疾病转化为难治。

（六）多次发作癫痫持续状态，控制不力，可以导致癫痫难治。

防治难治性癫痫有系列几点措施：

（一）可以选择适合外科手术的癫痫进行手术治疗（详见什么类型癫痫适用手术治疗）。

（二）对难治性癫痫患者进行再诊治，包括西医的发作类型认定；中医的辨证分析，仔细确定治疗方案。

（三）西医抗癫痫药物的选用，可用新的抗癫痫药物为主，有多种选择，其中托吡酯为首选，也可加用拉莫三嗪或丙戊酸（用量与用法详见如何选择西药治疗癫痫）。

（四）中医辨证要抓住风、热、痰、瘀，根据抽搐、神志、精神、二便、饮食等状况，确定治疗原则，其中熄风止抽必不可少。熄风要“平肝”，止抽要“活血”，另痰、热、瘀视证候表现加减用药，下列处方可以作为治疗难治性癫痫参考：玳瑁、天麻、钩藤、全蝎、僵蚕、生石决明、石菖蒲、牛黄（天然、人工牛黄均可）、红花、天竺黄。用量视患者年龄、病情而定。一般先服用煎剂一个月，有效之后可用此方制作成散剂或丸剂长期服用。如果不违反动物保护法，每剂药能加用 2 克熊胆粉冲服效果会更好。

十四、癫痫持续状态如何诊治

癫痫持续状态病死率高达百分之十左右，常常后遗智力发育迟滞，感知、认识缺陷，语言障碍，学习困难，肢体瘫痪等，严重威胁癫痫病人生命，必须引起我们高度重视。

癫痫持续状态的诊断是：①两次或两次以上同一类型癫痫发作在时间上紧密相连，两次发作间病人未恢复到发病前状态，此为间断性癫痫持续状态；②连续不断的癫痫发作时间超过30分钟或明显超过既往发作时间，此为持续性癫痫持续状态。

因为癫痫的发作类型不同，可分为惊厥性和非惊厥性两种持续状态，后者多表现失神、昏迷或某些行为的变化，容易漏诊，常需借助脑电图或作脑电动态监护。明确诊断后要抓紧治疗，西药多采用静脉注射，地西泮为首选，常用量为0.25毫克/公斤，速度为每分钟2毫克。苯巴比妥和丙戊酸也可选用，用量参照“如何选择西药治疗癫痫”。中医治疗首选针刺疗法，可针人中、十宣、涌泉、神门等穴位，用强刺激法。发作停止后可用醒神开窍、宁心祛痰法处治。处方如下：麝香、苏合香、石菖蒲、远志、柏子仁、莲子心、麦冬、茯神、陈皮、胆南星、甘草。

惊厥性癫痫持续状态危害性大、死亡率高，必须迅速处理，首选劳拉西泮，对于成人，首先静推1.2毫克，用时1分钟以上；老年患者用1毫克，儿童则要用2毫克，若发作不止再加量1~2毫克。与此同时可以静脉点滴苯妥英钠，点滴速度每分钟不超过50毫克。目标负荷量为20毫克/公斤，持续滴入时间约为20分钟。中医处理仍以针刺为主，除针人中外，可加针曲池、合谷、足三里，手法宜轻，平补平泻为妥，切勿强刺激，以免加重痉挛。中药可重用平肝熄风法，佐用调气和血。处方如下：玳瑁、生石决明、磁石、天麻、钩藤、全蝎、僵蚕、白芍、当归、黄芪、人参、茯苓。

十五、热性惊厥如何防治

热性惊厥好发三岁儿童，因发热致惊厥是本病的特征，与遗传有一定的关系。

热性惊厥发作多在原发疾病初期体温骤然升高时发生，发生时体温多在39度以上，在同一次热病过程中，一般只发作一次惊厥，两次以上发作少见。发作的形式多数呈全身性，强直、阵挛或强直一阵挛并见发作；少数患儿呈局限性或半身性发作，持续时间约1~5分钟，持续发作半小时以上极少。

诊断热性惊厥主要依据患儿的临床表现，可采用脑电图、脑脊液、血液生化等检查除外中枢神经感染、颅脑外伤、颅内出血、脑水肿、占位病变等疾病引起的惊厥。多数热性惊厥预后良好，经治疗后不留后遗症，但少数复杂性热性惊厥，即起病于任何年龄，可以在六个月内或六岁以上；或低热乃至不发热也惊厥；或热性惊厥反复多次（六次以上），持续时间超过15分钟；或惊厥呈局限性，预示患者将转为癫痫。

热性惊厥发作时要立即处理，首先将病儿平放床上，让头部偏向一侧，以免呕吐发生窒息，千万不要乱搬动，也不用压舌板或其他支撑物置于上下牙齿之间以免加重刺激。因大多数热性惊厥的发作在 1～5 分钟内即自行终止，不需应用止惊药；但对超过 5 分钟的患儿要立即缓慢注射安定，剂量每次 0.3～0.6 毫克/公斤，速度为每分钟 1 毫克，儿童最大量不超过 10 毫克；也可用 10% 水合氯醛 10 毫升或安定栓溶液 5～10 毫克灌肠。与此同时要积极降温，包括物理降温：头部冰枕，酒精擦浴，冷盐水灌肠；药物降温：复方阿斯匹林、安乃近、布洛芬等。关于用中医针刺止惊和降温的问题，一定要选好穴位和用准手法。不要重刺激人中、十宣、涌泉等穴位，可使惊厥加重，可取风池、合谷、曲池等穴位，轻度刺激，既止惊，又降温。

关于防止复发和转变为癫痫的问题，要视热性惊厥的类型而定。单纯热性惊厥在三次内，可以不用抗惊厥西药治疗，内服中成药至圣保元丹（市售成药）一个疗程（一个月），一次服 1 丸，一日服 2 次。若再发作，可按热痫治疗（详中医如何辨证治疗癫痫）。若属复杂性热性惊厥则要视病情采用以中医药为主的辨证治疗。一旦确诊为癫痫则需按癫痫类型和中医证候特点进行处治。

十六、癫痫伴脑性瘫痪怎么办

脑瘫是生前至生后4周各种原因所致中枢性非进行性运动功能发育障碍及姿势异常的一类疾患，多在两岁前发病，很难治愈；其中四分之一的患儿伴发癫痫，预后不良，多数是难治性癫痫。

处理伴脑瘫的癫痫原则是：要尽一切可能控制癫痫发作，这是防治患儿智残和肢体康复最为重要的环节。控制癫痫发作要根据癫痫发作类型和中医辨证结果进行中西医结合治疗，详细内容可参照“如何选择西药治疗癫痫”和“中医如何辨证治疗癫痫”。

关于脑性癫痫的治疗，目前无特效药物，可用中西医结合综合处治，中医按摩推拿、针灸刮痧、小针刀松解、弱激光穴位刺激、埋线等等疗法，均有良好的效果。也可用通经活络、壮骨养肝、益气补血法治疗。处方如下：乌梢蛇、酒地龙、伸筋草、杜仲、川断、白芍、当归、黄芪、全蝎、山萸肉、炙甘草。

西医药常用脑生素、脑多肽或脑活素等辅助治疗；肌张力过高可加安定、高压氧疗。有效治疗靠康复和训练，要长期坚持，家长和患儿必须积极配合。

十七、癫痫伴智力低下怎么办

智力低下是指 18 岁以下，脑发育年龄的智力明显低于同龄儿童平均水平，智力是观察力、注意力、记忆力、想像力及思维能力的总和，可用临床表现、智力测验来判定（详细内容此处从略，可参考专科著作），其中智商可以作为重要依据。凡智商低于同龄儿童均值减 2 个标准差，即 < 70，同时有社会适应能力缺陷可以诊断为智力低下。据有关资料报导："20% 癫痫病人有智力低下，而智力低下患者中，20% ~ 50% 有癫痫"。所以，对癫痫患者一定要积极、正确治疗，这样可降低智力低下发病率；另对伴智力低下的癫痫患者，更要千方百计治愈癫痫，详见"如何选择西药治疗癫痫"和"中医如何辨证治疗癫痫"。

智力低下的治疗是十分困难的，要社会、家庭、医生和患者密切配合，综合处治，包括药疗、理疗、心理治疗及各种有针对性的训练。其效果与智力低下的原因和程度有关，一般轻者可教育；中度者可训练；重度则难办，存在生存质量低下的问题。中医用益智补脑法。处方如下：益智仁、人参、胎盘粉、人工麝香、苏合香、石菖蒲、黄芪、当归。可以制成丸、散或装胶囊长期服用。

十八、癫痫饮食要求

中医非常注重食积内热对癫痫发生、发展的影响，因食积致痫和因食积化热致痫是发生癫痫的重要因素，所以中医主张癫痫患者饮食清淡平和，少食肥甘厚味、煎炸辛辣之品，并要求饮食规律，切忌暴饮暴食，更不要嗜酒。

西医强调癫痫病人应贯彻执行金字塔式的天然均衡营养，少吃油、盐、糖，适当食用鱼、肉、蛋、奶、豆制品，以供应足量蛋白质。多吃蔬菜、水果，以补充矿物质、维生素。米、面、玉米、小米、薯类及麦片主食供能60%。这些要求与中医主张癫痫患者饮食要“清淡平和”大原则是一致的。

关于酮饮食疗法，这是一种高脂低糖类膳食，他采用特殊的食物配方，使血中酮体增多，造成酮症，而酮症有一定抗惊厥作用。这是一种治疗方法，要求严格，有一定风险，必须在专科医生指导下在医院内进行。

十九、对癫痫病人的护理要求

癫痫是一个慢性病，病程长，反复性大，且患者多为儿童，除了正确治疗（包括药物、手术、和其他治疗方法）之外，精神护理非常重要，特别是家长，要用一个平常心对待患儿。首先要积极给患儿治疗，找正规医院，找专科医师，千万别乱投医、乱用药。除积极之外，还必须有细心和耐心，细心观察患儿的病情变化，包括精神方面的，给医生提供准确的信息，以便医生正确处理。对患儿还要做好思想工作，打消其恐惧情绪，鼓励坚定信心，战胜疾病。癫痫疗程长，患者和家长要有耐心坚持长期治疗。

患者由于长期受病魔折磨，身心遭受重创，除了家庭、亲属关心外，全社会都要关心、同情病人，绝对不能岐视病人。

懂事的癫痫患者，特别是成年患者，要树立战胜疾病的信心，随着科学的进步，多数癫痫病人是可以治愈的，他们也会对社会做出贡献。

对于癫痫患儿的护理要抓住以下三个要点：

（一）发作期要妥善安置患者，对于全身抽搐的病人，千万不要强行按压肢体，以免导致扭伤或骨折。另要注意保护舌头和防止窒息，特别是抽搐时间长者，在采取紧急止抽措施的同时，迅速解开衣领，将压舌板（其它木板也可以）缠上多层纱布慢慢地、轻轻地塞入上下齿之间，同时吸氧；痰多者要吸痰，但动作要轻。控制抽搐可指掐人中（手法要适中，千万别太用力，以免损伤皮肤）、涌泉，千万不要随意搬动，绝大多数可以自行缓解。极少数发展成为癫痫持续状态，则参照（癫痫持续状态如何诊治）处理。

（二）癫痫间歇发作期要“四防”。防感冒发烧；防暴饮暴食；防突受惊恐和其它精神刺激；防颅脑外伤和其它意外。犯病频者应有专人照顾，不要爬高、骑车、到水边玩耍。另要特别注意按时、按量服药，不要漏服，不要乱服。

（三）癫痫发作控制后仍不要麻痹大意，要按医嘱坚持服药，患者一定要有好心情，避免精神刺激，勿过劳，勿暴饮暴食，保持生活规律。

二十、癫痫预后怎样

癫痫病程长、病情复杂、反复大，根治困难是客观事实，近代名中医张锡纯治愈了不少疑难重症，可他实事求是地坦言："仍觉对于此证（指癫痫）未有把握"、"不效者亦恒有之"。中外医家作了几千年的努力，仍未找出其病因，成为最古老的难治病之一。但难治并不等于不能治，由于科学的发展，医者有了攻克此顽疾的信心，特别是近代的临床实践，证明只要抓住"三早、两坚持"，百分之八十的病人预后良好，半数以上病可以完全缓解不发作。

"三早"即早预防、早诊断、早治疗。中医从整体观的角度提出的预防措施（详癫痫可以预防吗）是有其独到之处和现实意义的。发病就治，预后多好。

"两坚持"即坚持长期规律性治疗；坚持中西医结合治疗。临床上归纳的过"三关"——控制发作关、减停药物关、防止反复关，必须中西医结合共同努力，也要得到病人和家属的密切配合，治疗中就怕打乱仗，今天用中药，明天用西药，后天又改用针灸，乱治就一定影响疗效，预后往往不良。